DES

KYSTES HYDATIQUES

DE LA

BASE DU CRANE

PAR

Victor ODILE

Docteur en médecine de la Faculté de Paris.

PARIS

A. PARENT, IMPRIMEUR DE LA FACULTÉ DE MÉDECINE

A. DAVY, successeur

52, RUE MADAME ET RUE MONSIEUR-LE-PRINCE, 14

1884

DES
KYSTES HYDATIQUES

DE LA

BASE DU CRANE

PAR

Victor ODILE

Docteur en médecine de la Faculté de Paris.

PARIS

A. PARENT, IMPRIMEUR DE LA FACULTÉ DE MÉDECINE

A. DAVY, successeur

52, RUE MADAME ET RUE MONSIEUR-LE-PRINCE, 14

1884

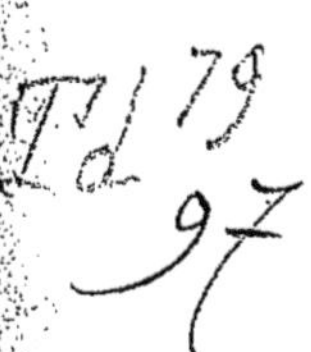

A MON PÈRE, A MA MÈRE

Témoignage de reconnaissance filiale.

A MON FRÈRE

A MES PARENTS

A MES AMIS

DES KYSTES HYDATIQUES

DE LA

BASE DU CRANE

INTRODUCTION.

Les kystes hydatiques de la base du crâne sont extrêmement rares, au point que nous n'avons pu en recueillir que
cinq observations, mais c'est cette rareté même qui nous a
donné l'idée d'en faire le sujet de notre thèse.

Dans le cours de nos études médicales, nous avons eu l'occasion d'en observer un cas dans le service de notre très
vénéré maître, M. le Dr Bucquoy, et nous avons été à même
de constater combien le diagnostic en avait été difficile, au
point que le savant clinicien dont nous suivions le cours ne
put affirmer la nature de la tumeur en présence de laquelle
il était, que lorsqu'il vit des hydatides faire issue par les fosses nasales. Nous avons alors pensé qu'il y aurait, peut-être,
quelque utilité à rassembler tous les faits de même nature rap-
portés dans la science, à les grouper, à en faire la synthèse,
pour essayer d'en dégager les signes pouvant mettre rapide-

ment sur la voie du diagnostic. C'est là le but de ce travail, et nous serons heureux si nous pouvons amener les cliniciens à penser à un kyste hydatique dans les cas où la nature d'une tumeur de la base du crâne restera douteuse.

Que M. le Dr Bucquoy veuille bien recevoir le témoignage de toute notre gratitude pour ses bons conseils, et l'extrême obligeance dont il ne s'est jamais départi à notre égard.

Nous remercions M. le professeur Hardy, qui a bien voulu nous faire l'honneur d'accepter la présidence de cette thèse.

HISTORIQUE.

L'histoire clinique des hydatides de la base du crâne est toute récente, et l'on s'en rendra facilement compte en songeant que la nature parasitaire des tumeurs de cette nature ainsi que leur origine n'a été nettement démontrée que par Bremser en 1821. Le premier cas que nous ayons relevé dans les annales de la science a été relaté par trois observateurs: Dupuytren, Choisy et Gendrin. Dupuytren, qui avait observé le malade le premier, avait attribué les lésions observées à «une distension et un engorgement des ligaments inter-vertébraux de la région cervicale», titre sous lequel il relate l'observation dans ses leçons de clinique chirurgicale. L'autopsie ayant été pratiquée deux ans plus tard par Gendrin, dans le service duquel le malade était venu mourir, on trouva un kyste hydatique situé à la base du cervelet et comprimant les troncs des neuvième, dixième et douzième paires. Depuis, plusieurs cas ont été observés par Guesnard, Lagout, récemment par Westphal et enfin par notre maître, M. le Dr Bucquoy. Mais nulle part, parmi les nombreux ouvrages que nous avons consultés, nous n'avons rencontré d'observateur qui se soit spécialement occupé des hydatides de cette région, et c'est à peine si les savants en disent quelques mots lorsqu'ils traitent du diagnostic des tumeurs de la base du crâne.

ÉTIOLOGIE.

L'étiologie des kystes hydatiques n'est plus à faire. Pris pendant longtemps pour des hydropisies locales, et plus tard, pour des dilatations lymphatiques, leur animalité fut soupçonnée pour la première fois par Hartmann (en 1685), qui paraît avoir surtout eu en vue l'hydatide du cysticerque. Puis viennent les travaux de Pallas (1766), de Gœze (1782) et de Rudolphi (1808), qui mettent hors de doute l'existence des échinocoques; ce dernier leur donna le nom qu'ils portent aujourd'hui. Bremser, en 1821, démontra péremptoirement, la présence d'échinocoques dans les tumeurs hydatiques trouvées chez l'homme. Mais c'est surtout à Davaine (1856) que revient l'honneur d'avoir définitivement établi l'origine de ces tumeurs, et montré toutes les phases par lesquelles passe l'embryon avant d'arriver à l'état d'hydatide tel que nous le trouvons chez l'homme.

Nous n'insisterons pas sur les transformations subies par l'embryon arrivé dans le tube digestif de l'homme, et nous considérerons l'embryon seulement au moment où, ayant perforé l'intestin et les parois d'une veine, il est lancé dans la circulation générale et va aller se fixer dans une région quelconque pour s'y enkyster et former une hydatide.

C'est à cette particularité, qui paraît aujourd'hui bien démontrée « que le sang est le véhicule de l'embryon hexacanthe », que doit être attribuée la plus grande fréquence relative des hydatides dans les os du crâne, comparativement aux autres parties du squelette. La tête est, en effet, la partie de l'organisme qui reçoit relativement le plus de sang ; aussi peut-on comprendre facilement que les embryons aient plus de chances de se fixer dans cette région que partout ailleurs.

Quant à la plus grande fréquence des kystes au niveau de l'étage moyen de la base du crâne, elle trouve une explication suffisante dans ce fait que c'est à ce niveau que viennent aboutir toutes les artères destinées soit à l'encéphale, soit au crâne. En avant, la carotide interne se dégage du sinus caverneux et se divise en trois branches, division, soit dit en passant, qui est une autre circonstance favorable pour l'arrêt des embryons en ce point. Sur les côtés, en arrière, la méningée moyenne vient apporter le sang à la plus grande partie des os du crâne, et se divise, immédiatement après sa sortie du trou petit rond, en deux branches.

Fréquence. Les hydatides de la base du crâne, sont excessivement rares, au point que nous n'avons pu en rassembler que cinq cas bien observés, que nous rapportons dans ce travail. Comparativement aux autres pièces du squelette, le crâne est cependant la région où on rencontre le plus fréquemment des tumeurs hydatiques ; ce qui, selon nous, peut s'expliquer par la plus grande vascularité des os de cette région, tous formés de substance spongieuse, et aussi par la plus grande quantité de sang lancé vers l'encéphale, circonstance favorable comme nous le verrons, quand nous parlerons du développement de l'embryon hexacanthe.

Comparativement aux hydatides primitivement développées dans l'encéphale, les kystes de la base du crâne sont également très rares. C'est ainsi qu'en comprenant toutes les observations rapportées par Davaine, et toutes celles que nous avons pu rencontrer dans les comptes rendus des Sociétés savantes nous avons trouvé quarante-trois observations de kystes hydatiques du cerveau ou du cervelet, contre sept observations d'hydatides de la base du crâne ce qui donne une proportion de 1/6 pour les kystes de la base du crâne. La même raison qui, tout à l'heure, nous expliquait la plus grande fréquence des kystes dans les os du crâne, peut encore nous rendre compte de cette dernière remarque : l'encéphale étant en effet incomparablement mieux irrigué que les os de la boîte crânienne.

Pour ce qui est du sexe, nous dirons peu de choses : dans les cinq observations que nous rapportons, quatre sont relatives à des hommes et une à une femme. Evidemment, ces faits sont trop peu nombreux pour pouvoir en tirer une conclusion. Nous nous contenterons de faire remarquer cependant, que ce résultat est contraire à l'opinion de Finsen, qui a trouvé les hydatides deux fois plus fréquentes chez la femme que chez l'homme, sans vouloir toutefois y voir une occasion d'infirmer les conclusions de ce savant.

Pour l'âge, les faits donnent raison à ce même auteur, qui place le maximum de fréquence des kystes de 20 à 30 ans. Sur nos cinq observations, quatre sont relatives à des gens jeunes ou adultes.

Nous nous sommes également attaché à rechercher si nous verrions dans quelques observations l'origine des hydatides rapportée à des coups antérieurement reçus sur la tête : deux fois seulement nous avons trouvé cette origine nettement attribuée aux kystes ; mais il s'agissait de kystes de la voûte crânienne et non de la base ; pour ces derniers cas, une seule observation relate cette particularité.

ANATOMIE PATHOLOGIQUE.

L'étude anatomo-pathologique ne présente rien de particulier à cette région ; aussi serons-nous bref sur la structure du kyste lui-même ; mais nous insisterons spécialement sur le siège de la tumeur qui a, dans ce cas, une grande importance, et sur les lésions de voisinage occasionnées par le développement de cette tumeur.

Nous nous occuperons tout d'abord du siège des hydatides. La base du crâne est divisée par les anatomistes en trois étages : antérieur ou supérieur, moyen et inférieur. Des hydatides ont été rencontrées dans ces trois régions ; toutefois c'est surtout l'étage moyen qui en a été le plus souvent le siège ; et, dans cette région, c'est principalement au niveau de la glande pituitaire qu'on les a rencontrées (trois cas sur quatre tumeurs hydatiques de l'étage moyen). Le siège a une grande importance, avons-nous dit : du siège, en effet, dépendent les accidents qui vont se produire ; accidents toujours dus à la compression et naturellement très variables suivant que ce sera tel ou tel nerf qui sera comprimé.

Quant à rechercher si le kyste s'est primitivement développé entre les os et la dure-mère ou dans l'épaisseur des os, c'est là, croyons-nous, une question oiseuse : les accidents produits par le kyste, étant dus à son expansion, et le tissu fibreux de la dure-mère ne pouvant pas plus arrêter son accroissement que le tissu osseux lui-même.

Le volume du kyste est variable et dépend absolument de son ancienneté et du sens dans lequel s'est fait son développement : un kyste se développant du côté de l'encéphale et le comprimant de plus en plus doit amener plus rapidement la mort qu'un kyste qui se développe vers l'extérieur. Dans les trois cas suivis d'autopsie que nous avons pu réunir, le plus gros kyste était de la grosseur du poing ; le plus petit était de la grosseur d'un œuf d'oie. D'une façon générale, les hydatides de la base du crâne sont d'un volume assez considérable, ce qui signifie qu'elles peuvent atteindre un assez grand développement avant d'amener la mort.

Ordinairement uniques, on en a, dans un cas, rencontré un assez grand nombre disséminées toutes dans la même région. Dans ce même cas, il existait aussi un kyste dans le foie. C'est, du reste, la seule observation où nous voyons un kyste de la base du crâne coexister avec un kyste d'une autre région.

Nous arrivons maintenant à un chapitre bien intéressant celui de l'étude des expansions du kyste et des lésions des organes avoisinants.

Le kyste, en se développant, tend à refouler tous les organes avoisinants ; il va donc comprimer le cerveau, résultat facile à prévoir et du reste relaté dans toutes les observations. De ce chef résulteront tous les troubles encéphaliques que nous étudierons en traitant de l'étude clinique. C'est également par ce mécanisme que la mort viendra lorsque le malade succombera par suite de l'accroissement continuel de la tumeur. Mais cette compression s'exerce à un degré variable, et c'est ce degré de compression qui est le point le plus important au point de vue du pronostic.

Ce n'est pas tant sur ce fait que nous voulons attirer l'attention que sur les prolongements du kyste qui vont apparaître à l'extérieur du crâne. Cette expansion du kyste vers l'extérieur ne le cède en rien comme importance à l'expansion vers l'encéphale. En effet, si c'est par suite de la compression encéphalique que le malade est emporté, c'est grâce aussi à l'ouverture de ce kyste que le malade peut être radicalement guéri ; mais il n'y aura que le cas où ce kyste viendra faire saillie à l'extérieur qu'on pourra utilement et facilement l'attaquer.

Les points vers lesquels l'hydatide se prolonge sont très variables, et il n'y a aucune espèce de règle à donner pour les faire connaître. Si le kyste peut, en effet, avoir de la tendance à s'engager dans les orifices qu'il rencontrera, il faut reconnaître que le plus souvent il s'est créé une route vers l'extérieur à travers les os du crâne. Examinant les observations à ce point de vue, nous voyons en effet que, dans le cas de Lagout (obs. V), l'œil droit était altéré, ramolli ; il existait très manifestement un prolongement s'engageant dans la fente sphénoïdale. C'est la seule observation dans laquelle l'existence d'un prolongement s'engageant dans la fente sphénoïdale ait été nettement constatée. Si, en effet, dans toutes les observations, on trouve des troubles oculaires, tant moteurs et sensitifs que sensoriels, il n'en résulte pas qu'il faille conclure à la présence constante de prolongements dans la fente sphénoïdale, les nerfs pouvant être comprimés avant leur passage dans la fente sphénoïdale.

Dans un autre cas (Dupuytren, obs. III), où la tumeur siégeait dans la fosse occipitale, on constata à l'autopsie deux prolongements de la tumeur, s'enfonçant l'un dans le trou déchiré postérieur et l'autre dans le trou condylien antérieur, circonstance qui avait pu être prédite pendant la vie : des troubles paralytiques dus évidemment à la compression ayant été observés dans le domaine des nerfs pneumogastrique, glosso-pharyngien et grand hypoglosse.

Si, dans ces deux cas, le kyste s'est ouvert un passage à travers des orifices préexistants, il nous reste à examiner deux cas importants où le kyste s'est frayé un passage à l'extérieur, à travers les os, et est venu apparaître sous la peau : nous voulons parler du cas de notre maître, M. le Dr Bucquoy, et du cas de Westphal.

Dans le premier cas, nous voyons le kyste venir faire saillie sous le sterno-mastoïdien, entre le bord antérieur de ce muscle et l'angle inférieur de la mâchoire. Il nous serait difficile de dire le trajet suivi par le kyste pour venir apparaître en un point si éloigné de son siège d'implantation. Mais on ne peut mettre en doute l'existence d'une tumeur siégeant dans la fosse cérébrale moyenne, puisque tous les signes de compression, tant du côté de l'encéphale que du côté des nerfs de l'œil auxquels la présence de cette tumeur donne habituellement lieu, se sont rencontrés dans le cas dont nous parlons. Il y avait donc une tumeur de la base du crâne, et c'était là son point d'implantation, puisque la tumeur mastoïdienne n'apparut que fort longtemps (deux ans) après le début des symptômes encéphaliques. Quant au trajet suivi, nous serions très disposé à croire que le kyste s'est frayé une route au travers de l'épine du sphénoïde en venant passer très près de l'apophyse styloïde, les troubles paralytiques du côté du facial ne pouvant guère s'expliquer que par une compression de ce nerf dans la portion verticale de l'aqueduc de Fallope, l'ouïe n'ayant pas été intéressée. Du reste, le trajet suivi par la tumeur n'importe que fort peu, et nous ne retiendrons de cette observation que la distance considérable existant entre le point de départ de la tumeur et son prolongement. Ce fait est important, car il engage à se mettre en garde contre toutes les tumeurs d'origine obscure et ne semblant pas de prime abord se rattacher à des symptômes morbides antérieurement observés dans son voisinage.

Dans l'observation de Westphal (obs. II), nous voyons le kyste venir faire saillie près de son point de départ, sur la portion temporale du frontal et en même temps près de l'angle palpébral externe. La fluctuation ne tardant pas à apparaître, le professeur conclut bientôt à un kyste hydatique, et, agissant en conséquence, obtint rapidement la guérison de son malade.

Telles sont donc les principales directions dans lesquelles les kystes hydatiques de la base du crâne se fraient une voie, tantôt passant par les orifices naturels, tantôt se frayant de toutes pièces une voie vers l'extérieur.

De ces divers exemples, nous pourrons donc conclure qu'il n'y a absolument rien de fixe dans la façon dont ils se comportent. Mais nous croyons pouvoir dire que la progression vers l'extérieur, soit par usure des os, soit par sortie à travers des orifices naturels, est le mode le plus favorable. En effet, lorsque chez un malade donnant depuis longtemps des signes de compression encéphalique, la tumeur apparaît à l'extérieur, le diagnostic devient évident, et, chose plus importante, un traitement actif et rationnel peut aussitôt être institué.

Les hydatides, en augmentant de volume, déterminent forcément des altérations dans les organes voisins. Le mécanisme de la production de ces lésions est le même pour tous les organes : la compression, mais les effets varient suivant les tissus. Nous avons déjà vu que les os pouvaient être détruits ; dans l'observation IV, cette lésion est nettement décrite : « L'altération la plus remarquable est celle des os, assez semblable à celle que leur font éprouver les tumeurs anévrysmatiques. Ils sont rugueux, offrent des saillies entrecoupées d'enfoncements. Toute la fosse cérébrale moyenne, le corps du sphénoïde et son apophyse d'Ingrassias ne sont plus recouverts que par la dure-mère et ont perdu dans certains points la lame interne ; dans d'autres, ils sont réduits à leur lame externe ; enfin, çà et là le temporal paraît réduit à une sorte de feuillet transparent, crépitant comme le parchemin. C'est une altération analogue à celle qu'éprouvent les os du crâne lorsqu'ils sont en contact avec un fongus de la dure-mère. »

Telles sont les lésions décrites par Guesnard ; malheureusement c'est la seule observation complète où ces lésions
aient été décrites avec autant de soin. Mais nul doute que si,
par malheur, l'autopsie eût été pratiquée chez le malade que
nous avons eu l'occasion d'observer (obs. I), de même que
chez le malade de Westphal (obs. II), les lésions n'eussent
été les mêmes. Il s'agit donc ici d'une véritable résorption
due très probablement à une ostéite raréfiante analogue à
celle qui se développe au voisinage des anévrysmes.

Les lésions observées du côté du cerveau sont également
celles dues à la compression, c'est-à-dire l'atrophie. Les
circonvolutions sont aplaties ou résorbées ; les anfractuosités
sont moins marquées. A ces lésions peuvent venir parfois
s'ajouter des lésions inflammatoires surtout du côté des méninges.

Nous pouvons dire, *a priori*, que les nerfs comprimés fortement sont dégénérés, bien que l'étude microscopique n'en
ait pas été faite dans les observations que nous avons recueillies. Mais il ne saurait se passer là autre chose que ce qui se
passe dans d'autres régions où les nerfs sont comprimés.
Cette dégénérescence aura pour résultat l'abolition des fonctions dévolues au tronc comprimé, comme nous le verrons
en étudiant la marche clinique.

Bien que les vaisseaux tant artériels que veineux doivent
être comprimés, nulle part nous ne trouvons relatée d'ob-
struction complète et si dans l'observation II nous voyons de
l'œdème se montrer aux paupières et à la région parotidienne
il est à remarquer que cet œdème est fugace, signe évident
d'une oblitération seulement passagère.

Nous ne dirons que quelques mots de la structure du kyste
et de son contenu. Les kystes hydatiques présentent à la
base du crâne la même structure que partout ailleurs, c'est-
à-dire une paroi externe, amorphe, formée de couches stra-

tifiées et élastiques sans qu'il soit possible cependant d'y découvrir des traces de tissu élastique proprement dit ; à la face interne une couche mince, dite couche active, membrane de prolifération dans laquelle prennent naissance soit des vésicules filles soit des échinocoques. Les vésicules filles sont parfois très volumineuses. Dans l'observation II on en voit qui ont atteint le volume d'une noix. Mais le plus généralement elles ont le volume et la forme d'un grain de raisin auquel les malades les comparent. Leur nombre peut être très considérable ainsi que le rapporte Westphal.

SYMPTOMES ET ÉTUDE CLINIQUE

L'étude clinique des hydatides de la base du crâne offre une importance spéciale ; car, si les signes par lesquels elles se manifestent, se rencontrent dans la plupart des tumeurs comprimant l'encéphale, il existe cependant, selon nous, quelques signes qui peuvent attirer l'attention du clinicien sur la possibilité d'une tumeur hydatide. Nous diviserons l'étude clinique des hydatides de la base du crâne en deux parties : la première que nous appellerons période de début, période de durée parfois très longue et durant laquelle il est difficile de penser à un kyste hydatique ; la deuxième ou Période d'état qui sera celle pendant laquelle apparaîtront les phénomènes paralytiques, et parfois un signe important : une tumeur apparente à l'extérieur.

I. Période de début

On peut à volonté admettre une période de début ou la

rejeter suivant le sens qu'on attache à ce mot. Si par début on entend le moment où l'embryon hexacanthe, lancé dans le torrent circulatoire, vient s'implanter sur un point quelconque de la base du crâne, il est bien évident qu'il n'y aura pas de signes de débuts. Pour que l'hydatide manifeste sa présence il faut qu'elle ait acquis un certain volume, et tous les signes morbides auxquels sa présence donne lieu reconnaissent une même cause : la compression. On pourrait même dire qu'il n'y a pas de période de début, puisqu'il n'y a pas là de phases, de transformations anatomiques pouvant servir à une division anatomo-pathologique.

Toutefois, au point de vue clinique, nous basant sur ce fait que dans toutes les observations on a noté des troubles paralytiques par compression des nerfs crâniens, nous croyons pouvoir limiter la période d'état au moment où ces symptômes apparaîtront, et ranger dans les prodromes les signes précurseurs de ces troubles paralytiques.

Ainsi limitée, la période de début est le plus souvent marquée par une céphalée intense, continue, avec des exacerbations survenant à intervalles irréguliers et ne présentant pas, comme les douleurs liées à la syphilis une exacerbation nocturne. C'est ce que nous avons rencontré chez notre malade de l'hopital Cochin. Cette céphalée n'a pas de localisation précise et s'étend presque toujours à toute la tête. Dans deux cas cependant (obs. II et III) la douleur siégeait principalement dans la région occipitale. Dans toutes les observations que nous avons recueillies, excepté l'observation IV où elle a été contemporaine, la céphalalgie a toujours précédé l'apparition des phénomènes paralytiques. Le temps pendant lequel cette céphalée reste le seul phénomène appréciable est excessivement variable selon les cas. Chez le malade que nous avons observé, cette période prodromique a été exceptionnellement longue : trois ans. Il en est de même dans le

Odile.

2

cas de Dupuytren. Au contraire, dans le cas de Westphal elle a précédé de deux mois seulement l'apparition des premiers phénomènes paralytiques.

Cette céphalée intense est généralement le seul signe de début, quelle que soit d'ailleurs la durée de la période prodromique. Dans le cas de Westphal cependant, le malade fut pris de vomissements qui durèrent aussi longtemps que la céphalée. Mais nous ferons remarquer que dans ce cas l'évolution a été exceptionnellement rapide, puisque, deux mois après les phénomènes du début, les accidents paralytiques apparaissaient déjà. Mais si dans un cas des vomissements se sont ajoutés à la céphalée, jamais, et c'est ce sur quoi nous insistons, on n'a observé les phénomènes auxquels donnent lieu les tumeurs siégeant à la voûte crânienne et comprimant, par conséquent, la face supérieure et externe des hémisphères cérébraux. Dans ces derniers cas en effet on a noté, dès le début, des troubles de la mémoire et de l'intelligence et surtout des attaques épileptiformes souvent très fréquentes. Dans aucun cas de tumeur hydatique de la base il n'a été noté de phénomènes paralytiques du côté des membres comme on en a observé à la suite de tumeurs siégeant soit dans le tissu encéphalique, soit sur la paroi de la voûte crânienne. Cette remarque est importante, car, lorsque plus tard surviendront des phénomènes paralytiques qui mettront hors de doute l'existence d'une tumeur intra-crânienne, on pourra presque à coup sûr, en se basant sur les antécédents, localiser l'affection à la base du crâne, ce qui n'est pas sans une certaine importance au point de vue du pronostic.

La durée de la période prodromique est donc fort longue et pendant toute cette période il n'existe pas de signe qui puisse faire penser à un kyste hydatique; mais dans la période d'état les signes vont s'accentuer et, dans certains cas, malheureusement les plus rares, la nature parasitaire de la tumeur s'affirmer nettement.

II. Période d'état.

Cette période est, avons-nous dit, essentiellement caractérisée par des phénomènes paralytiques. Selon le siège de la tumeur, tous les nerfs crâniens peuvent être comprimés ; aussi, pour rendre notre description plus claire, les examinerons-nous les uns après les autres. Puis nous aborderons l'étude des deux signes essentiels, à savoir : l'expulsion des hydatides et l'apparition d'une tumeur.

1° *Phénomènes paralytiques*. — Les phénomènes paralytiques sont quelquefois précédés d'une période d'excitation du nerf qui va être atteint. C'est ainsi que dans le cas de Westphal nous voyons, deux mois après le début de la céphalée qui le tourmentait, le malade ne pouvoir reprendre son travail, bien que la céphalalgie se fût un peu calmée, « parce que, dès qu'il se trouvait à la lumière du jour, il ressentait dans les yeux des douleurs intolérables. » Il n'est pas dit dans l'observation que le malade ait eu des phénomènes subjectifs lumineux ; mais on ne saurait évidemment rapporter cette photophobie intense, en dehors de toute lésion inflammatoire des membranes de l'œil, à autre chose qu'une excitation passagère de ce nerf, due à la compression du tronc du nerf optique par la tumeur en voie d'accroissement. C'est la seule observation dans laquelle cette période prodomique d'excitation soit notée, bien que ce fait doive être la règle. Précédée ou non d'une période d'excitation, la paralysie se montre bientôt, et il n'est pas de nerf crânien qui n'ait été atteint.

Les nerfs olfactifs sont fréquemment atteints quand le kyste siège dans la fosse moyenne. C'est ainsi que chez le malade que nous avons observé, il y avait abolition complète de la sensibilité olfactive du côté gauche ; de même pour la malade de Lagout. C'est un symptôme fréquent qui doit être recherché avec soin, rien ne pouvant le faire reconnaître tant que le malade a une des narines intacte.

Le nerf optique est de même fréquemment atteint. Ce fait est soigneusement noté dans trois cas : ceux de M. Bucquoy, de Westphal et de Guesnard. Dans les trois cas on constata une abolition de la vue du côté où siégeait la tumeur. Dans l'obs. II la vue avait seulement beaucoup baissé du côté gauche depuis le début de la céphalalgie. De plus, Westphal ayant examiné le malade, constata qu'il existait une névrite atrophique. Mais les troubles dus à la compression du nerf optique ne sont pas les plus fréquents ; ceux qu'on observe le plus souvent sont dus à la compression des nerfs moteurs du globe oculaire. Dans tous les cas de kyste hydatique de l'étage moyen, les troubles paralytiques des nerfs moteurs de l'œil n'ont jamais fait défaut. Ces nerfs peuvent être tous paralysés simultanément ; alors le globe de l'œil est immobile et est projeté en avant à travers les paupières faisant une saillie plus ou moins marquée. Cette exophthalmie peut être due à la présence d'un prolongement dans la cavité de l'orbite venant s'ajouter à la paralysie des nerfs moteurs. Le plus souvent cependant, le nerf moteur oculaire commun est atteint, soit dans sa totalité, soit dans une ou plusieurs de ses branches. S'il est atteint dans sa totalité, on aura tous les signes de la paralysie de ce nerf, c'est-à-dire chute de la paupière supérieure (Bucquoy, Guesnard, Lagout), dilatation de la pupille, strabisme externe, etc. Dans d'autres cas, c'est le moteur oculaire externe qui est paralysé. Disons toutefois que ce dernier, ainsi que le pathétique, est plus rarement atteint que le moteur oculaire commun. Les troubles oculaires, avons-nous dit, ne manquent jamais lorsque le kyste siège dans la fosse cérébrale moyenne, que la lésion soit double (obs. IV) ou unilatérale ; que le nerf optique seul soit frappé ou qu'il y ait en même temps paralysie des muscles de l'œil. Ce signe ne manque pas et attire tout d'abord l'attention.

Le trijumeau paraît moins fréquemment atteint. Dans aucun cas, en effet, nous n'avons pu trouver des signes de la paralysie partielle ou totale de ce nerf. Seul notre malade présentait un peu de contracture de la mâchoire. Dans le cas de Guesnard il est explicitement noté que la sensibilité tactile de la face a persisté et que les paupières se fermaient sous l'influence d'un excitant étranger. Par contre, chez le malade que nous avons observé, l'anesthésie était absolue dans toute la moitié gauche de la face ; la sensibilité à la douleur, à la température et au contact avait totalement disparu, et ne reparut qu'après l'évacuation du kyste ; mais c'est le seul cas où ce fait ait été soigneusement noté.

Le nerf facial est de beaucoup le plus fréquemment atteint. Notre malade a eu, à ce qu'il prétend, une paralysie faciale survenue deux ans après la première apparition de la céphalalgie et, aujourd'hui, il existe une véritable contracture dans tout le côté gauche de la face, contracture consécutive à la paralysie.

L'auditif n'a jamais été atteint. Chez notre malade nous avons cependant constaté de l'affaiblissement de l'ouïe à gauche.

Dans un seul cas également (Dupuytren) le pneumogastrique, le glosso-pharyngien et l'hypoglosse ont été atteints. La lésion portait surtout sur l'hypoglosse comprimé dans le trou condylien antérieur. Cette rareté d'observations se rapportant à la paralysie des troncs, précédemment indiquée, est évidemment due à la rareté des kystes siégeant dans la fosse

occipitale. Dans le cas de Dupuytren, également rapporté par
Gendrin chez lequel le malade vint mourir, nous voyons apparaître aussi nettement que possible les signes de la compression de l'hypoglosse. Il y est dit, en effet, que « les accidents, céphalalgie et difficulté des mouvements de la tête,
furent bientôt suivis d'une difficulté de parler d'abord faible,
mais qui augmenta d'une manière sensible, de sorte qu'au
bout de deux mois, le malade ne pouvait plus se faire enten-
dre. Il disait que l'air passait du côté gauche de la langue en
sifflant, et que lorsqu'il voulait dire *je*, c'était *ze* qu'il pro-
nonçait. Un autre symptôme extraordinaire se manifesta :
la langue commença à diminuer de volume du côté gauche,
et cet amaigrissement fit des progrès tels qu'elle s'atrophia
complètement de ce côté. Cet organe dans cette partie était
formé par des membranes plissées qu'on pouvait frotter l'une
contre l'autre sans rien sentir de musculeux entre elles. La
membrane muqueuse était restée intacte, mais sous elle les
muscles avaient disparu. » Voilà certes une observation aussi
complète que possible de paralysie de l'hypoglosse. Aussi
Dupuytren n'eut-il pas de peine à porter le diagnostic de paralysie progressive de l'hypoglosse par compression, tout en
se trompant sur la nature de la tumeur, cause première de
ces lésions. Notons également une véritable dissociation des
deux fonctions de la langue : intégrité du goût et abolition
complète de la faculté d'articuler les mots.

En résumé, tous les nerfs crâniens peuvent être atteints et
leur paralysie se manifeste par les signes ordinaires. Parmi
les nerfs le plus fréquemment atteints, le nerf optique et les
nerfs moteurs de l'œil tiennent le premier rang, conséquence
naturelle de la plus grande fréquence de localisation des
kystes à l'étage moyen de la base du crâne.

Les paralysies des membres sont beaucoup plus rares.
Cependant nous en avons trouvé un cas (Guesnard).

Les œdèmes des paupières signalées par Westphal sont loin d'être fréquents, et le cas rapporté par cet auteur est le seul où ce symptôme ait été rapporté.

Pendant toute cette période d'état, la céphalée persiste avec les mêmes caractères et la même intensité.

Les phénomènes paralytiques étant apparus, vont ordinairement en s'aggravant de plus en plus ; il est à remarquer toutefois que les paralysies présentent de singulières variations. C'est ainsi que dans le cas de Westphal et dans le cas que nous avons observé, on voit les phénomènes paralytiques s'amender brusquement, le malade recouvrer presque la vue et les mouvements de l'œil, et cela pendant près de deux mois. Puis le mal reprend son cours et les phénomènes paralytiques reparaissent aussi marqués que précédemment. Cette rémission nous amène à parler de deux signes importants que nous considérons comme la cause première de cette marche bizarre des phénomènes, nous voulons parler de l'évolution de la tumeur vers l'extérieur et de l'expulsion des hydatides par les fosses nasales.

2° *Apparition d'une tumeur.* — Dans deux cas (obs. I et II) nous voyons une tumeur se développer à l'extérieur et les phénomènes s'amender notablement, et c'est à cette manifestation que nous rapportons la rémission temporaire observée. En effet, il est admis que toutes les lésions observées sont dues à la compression exercée par le kyste sur les organes avoisinants ; d'autre part, nul observateur n'ayant encore démontré que tant que la poche est intacte le kyste soit soumis à des alternatives de déplétion et de tension, il nous paraît évident que si la poche vient à se frayer une voie vers l'extérieur, la résistance étant moindre de ce côté, la tension va diminuer dans le kyste et, la compression étant moindre, les phénomènes paralytiques vont diminuer. Aussi nous ne craignons pas de dire que dans le cas de Guesnard où cette rémission a été observée, si le malade n'avait pas été emporté par une maladie intercurrente, on aurait vu une tumeur apparaître du côté de la peau, fait que les multiples lésions osseuses constatées rendaient probable.

Quoi qu'il en soit, une tumeur directement accessible se forme dans certains cas et sa présence est de la plus haute importance au point de vue du diagnostic et du pronostic, ainsi que cela résulte des deux observations dans lesquelles on l'a rencontrée. Dans les deux cas, en effet, nous voyons les observateurs mis immédiatement sur la voie du diagnostic par sa production, bien que le frémissement hydatique n'ait jamais été constaté. De plus, dans les cas douteux, elle permet de s'assurer du diagnostic en recueillant des renseignements certains sur la composition de la tumeur, et cela au moyen d'une ponction aspiratrice avec un trocart capillaire.

3° *Expulsion des hydatides par les fosses nasales.* — Un autre signe plus important encore que le précédent est l'expulsion des hydatides par les fosses nasales. C'est en se mouchant que le malade trouve dans son mouchoir des hydatides filles qu'il compare à un grain de raisin. Parfois au contraire (cas de Westphal), c'est spontanément et sans le secours d'aucun effort que les vésicules sont expulsées. Il n'est pas besoin de montrer toute l'importance de ce signe apparaissant chez un sujet qui depuis longtemps présente tous les signes d'une tumeur intra-crânienne. C'est en quelque sorte, dirions-nous, le signe pathognomonique. L'issue des hydatides par les fosses nasales ayant été constatée il n'est que deux points d'où elles peuvent venir, l'intégrité des fosses nasales et du pharynx ayant été constatée : de l'appareil respiratoire ou de la base du crâne. L'examen des poumons fait avec soin fera rapidement constater l'intégrité de

cet organe. Et même des kystes hydatiques parfaitement caractérisés fussent-ils constatés dans ces organes, que les probabilités seraient encore pour un kyste de la base du crâne,
la présence certaine des hydatides dans le poumon rendant
très probable la nature parasitaire de la tumeur crânienne.
L'issue des hydatides par les fosses nasales, rendant beaucoup plus facile le diagnostic, est un signe de la plus haute
importance, qu'il importe de rechercher avec soin. On priera
le malade d'examiner avec soin ce qui sort de son nez lorsqu'il se mouche, et on ne négligera jamais de rechercher les
hydatides lorsque le malade dira qu'il rend par le nez de
petites boules comparables à des grains de raisin.

Tels sont donc les signes qui révèlent l'existence d'un
kyste hydatique siégeant à la base du crâne. De tous les
signes que nous venons d'examiner, il n'y en a que deux
ayant une grande importance au point de vue du diagnostic :
la production d'une tumeur et l'expulsion des hydatides par
le nez; les signes encéphaliques et paralytiques appartenant
indistinctement à toutes les tumeurs siégeant à la base du
crâne.

MARCHE

La marche est très variable, et une fois la période d'état
constituée, on voit à travers des alternatives d'aggravation et
de rémission, le mal évoluer soit vers la guérison, soit vers
la mort; mais, quelle que soit la terminaison, cette période est toujours fort longue. Le malade de Dupuytren, bien
que l'atrophie de toute la moitié gauche de la langue fût
complète à sa sortie de l'Hôtel-Dieu, ne vint mourir que deux
ans plus tard dans le service de Gendrin. De même dans les

deux cas terminés par guérison (obs. I et II) l'évolution a été très longue. Dans le cas de Westphal, le malade, six mois après son entrée à l'hôpital et bien qu'ayant expulsé un nombre considérable d'hydatides, présentait encore de l'exophthalmie et de la paralysie rétinienne au moment de sa sortie, Dans le cas que nous avons observé, notre malade que nous avons revu six mois après sa sortie de l'hôpital, tout en continuant à aller mieux, conservait encore de la faiblesse de l'œil gauche et la sensibilité n'était pas complétement revenue dans le côté gauche de la face,

La durée est donc toujours fort longue, et malgré les douleurs vives éprouvées par le malade, l'état général reste bon. Notre malade se portait très bien et ne présentait pas de signes de cachexie, bien qu'il souffrît depuis trois ans.

La mort, terminaison la plus fréquente, survient par aggravation des signes de compression encéphalique.

La guérison, observée seulement deux fois, est due à l'ouverture du kyste au dehors, et à l'expulsion des membranes hydatiques.

DIAGNOSTIC

Nous allons aborder maintenant un des chapitres les plus intéressants de l'histoire des hydatides de la base du crâne, le diagnostic. Différencier les tumeurs hydatiques de la base du crâne des autres tumeurs de cette même région, se révélant par des signes à peu près identiques, est difficile et mérite qu'on s'y arrête. Toutefois, si la difficulté est grande, nous ne la croyons pas insurmontable, comme nous allons essayer de le démontrer. Pour cela nous avons cru devoir adopter une division un peu schématique. Nous supposerons donc trois cas :

1° Le début remonte à deux ou trois ans, il existe des signes non douteux de compression du cerveau et des nerfs qui en partent ; de plus une tumeur s'est produite depuis plus ou moins longtemps. Enfin le malade rend des hydatides par les fosses nasales.

Dans ce cas le diagnostic est pour ainsi dire évident. L'écoulement d'hydatides par le nez, ne peut pas laisser de doute à cet égard sur la nature de la production pathologique qui comprime l'encéphale, qu'il y ait ou non une tumeur apparente. Dans les deux cas en effet où il y a eu issue d'hydatites parfaitement constatée (Westphal-Bucquoy), les deux observateurs ont immédiatement conclu à la présence d'une tumeur hydatique siégeant à la base du crâne. Tout au plus doit-on s'assurer dans ce cas que le point de départ réel des hydatides est la base du crâne et non le poumon. Mais l'absence de toux, de douleurs thoraciques, de gêne dans la respiration, d'hémoptysie, ainsi que des signes physiques par lesquels se traduisent ces tumeurs fera promptement porter le diagnostic. Et même, si une semblable tumeur existait dans le poumon, nous ne croyons pas qu'il y aurait là de quoi faire rejeter l'hypothèse d'un kyste hydatique de la base du crâne, la présence des acéphalocystes du poumon devant au contraire faire admettre la même nature pour la tumeur crânienne, le malade étant toutefois imdemne de syphilis. Dans ce cas donc pas de difficultés.

2° Mêmes signes encéphaliques et paralytiques ; tumeur siégeant en un point variable soit au cou, soit à la région temporale, mais pas d'écoulement d'hydatides par le nez.

La difficulté est plus grande que précédemment, car il

manque le seul signe certain qui permette d'affirmer le diagnostic d'hydatides. Toute l'attention sera portée sur la tumeur; c'est de la nature de celle-ci que va dépendre le diagnostic, les signes fournis par la compression, soit du cerveau, soit des nerfs crâniens, ne faisant qu'indiquer la présence d'une autre tumeur siégeant à la base du crâne, et avec laquelle la tumeur perceptible de la peau a les plus grandes chances de communiquer. Dans les deux cas où une tumeur semblable s'est produite nous la voyons siéger dans un cas en haut et au-dessus de l'angle palpébral externe, et dans l'autre à la région mastoïdienne.

Le premier cas, celui où la tumeur apparaît dans la région temporale, est le plus facile, la fluctuation étant toujours nette dans les kystes hydatiques, le diagnostic n'est pas à faire d'avec les tumeurs solides se produisant dans cette région. C'est d'avec un abcès intra-crânien qu'on aura surtout à différencier le kyste. Il ne saurait être évidemment question des abcès aigus précédés d'une période inflammatoire qui manque chez les hydatides et évoluant très rapidement en cinq ou six jours, tandis que les kystes sont toujours précédés d'une période prodromique toujours fort longue. Les abcès froids de la région peuvent donc seuls donner lieu à une erreur. Mais, outre leur rareté au niveau du sphénoïde, en dehors de toutes lésions des fosses nasales, leur localisation plus fréqnente au niveau du rocher, les abcès froids qui pourraient se produire dans cette région ont une marche tout autre. Les troubles encéphaliques sont constamment postérieurs à la production d'une tumeur extérieure et sont dus moins à la compression qu'à l'inflammation développée tout autour d'un point de nécrose. De plus, contrairement à ce que nous avons dit pour les kystes hydatiques, la constitution du malade est affaiblie par cette supuration constante et on trouvera toujours des signes évidents de scrofule. Autre

signe important et sur lequel Westphal s'est fondé, c'est que
jamais des abcès froids ne peuvent produire ces solutions de
continuité si étendues de l'os que l'on rencontre lorsque les os
comprimés par une tumeur se résorbent devant elle ; jamais
également ils ne donnent cette sensation parcheminée notée
par Westphal et Guesnard. Le diagnostic est facile dans ce
cas, et le clinicien expérimenté se laissera rarement tromper.

Si la tumeur siège au niveau du cou, la difficulté devient
plus grande, et c'est dans ce cas surtout que le clinicien
devra mettre en œuvre toute sa science et toute son expé-
rience. Outre qu'il est difficile, en présence d'une tumeur
siégeant aussi bas que celle dont notre malade était porteur,
de songer à la possibilité de l'existence d'une hydatide se
prolongeant vers le cou, la difficulté est de plus augmentée
par ce fait qu'on a vu des tumeurs siégeant sous le sterno-
mastoïdien donner lieu à des douleurs de tête parfois intolérables, accompagnées de troubles paralytiques du côté de la
pupille et du globe oculaire. Deux difficultés se présentent
donc qui sont : de reconnaître la tumeur encéphalique d'une
part et, d'autre part, de reconnaître la nature de la tumeur du
cou.

On viendra facilement à bout du premier point, le début
de signes encéphaliques remontant à une époque bien antérieure à celle de l'apparition de la tumeur du cou. L'existence
de paralysies aussi marquées que celles auxquelles donnent
lieu les hydatides ne permettront pas au clinicien attentif de
méconnaître la tumeur intra-crânienne. Car si les tumeurs du
cou produisent une inégalité pupillaire et parfois un léger degré de strabisme (Westphal), jamais les paralysies ne sont
aussi complètes, ni la céphalalgie aussi vive. L'observateur,
ce point étant élucidé, devra donc s'attacher à déterminer la
nature de la tumeur du cou, celle-ci pouvant seule le renseigner sur la nature de la tumeur intra-crânienne.

Il ne saurait être ici question de faire le diagnostic des tumeurs congénitales du cou ; elles seront facilement reconnues en s'informant du moment de l'apparition de la tumeur du cou.

Restent les kystes acquis. Parmi ceux-ci, nous pouvons éliminer toutes les tumeurs dépendant du corps thyroïde et qui sont les plus fréquentes parmi celles que l'on rencontre au cou.

Nous avons donc les kystes qui se développent à la partie supérieure du cou, sur le bord antérieur du sterno-mastoïdien.

Il est assez difficile de confondre un kyste hydatique avec un abcès développé en ce point. Cependant, si l'abcès est profond, bien enkysté, la difficulté augmente au point que la ponction seule pourra permettre de se prononcer.

Les tumeurs ganglionnaires, si fréquentes dans cette région, seront dans la plupart des cas facilement reconnues, leur disposition spéciale en chaînons aux points où sont placés les ganglions du cou les feront reconnaître pour des manifestations scrofuleuses.

Le diagnostic d'avec les tumeurs kystiques se développant au niveau de la parotide est beaucoup plus difficile, nous pouvons même dire impossible. Vu la rareté des hydatides se développant à ce niveau et l'absence totale de signes caractéristiques, le frémissement hydatique faisant presque toujours défaut, il n'est qu'un moyen réellement pratique de se renseigner sur la nature de la tumeur, c'est la ponction exploratrice pratiquée avec un trocart capillaire et suivant la méthode aspiratrice. Toutefois, si la ponction renseigne sur la nature de la tumeur kystique, il ne faudra jamais manquer d'examiner au microscope le liquide obtenu par la ponction. La présence des crochets caractéristiques des tumeurs hydatiques permettra seule d'affirmer d'une manière certaine le diagnostic d'hydatide.

3° Dans la troisième hypothèse, le diagnostic devient encore plus difficile. Il n'a plus, pour être établi, de tumeur directement accessible par le toucher. C'est donc uniquement par l'interprétation rigoureuse des symptômes et par l'étude attentive de la marche de la maladie qu'on pourra arriver à poser le diagnostic. Or, il ne faut pas se dissimuler que les signes, tant de la période de début que de la période d'état, n'ont absolument rien de caractéristique et sont communs à toutes les tumeurs ayant leur point d'implantation sur la base du crâne.

Nous ne parlons pas du diagnostic d'avec les tumeurs siégeant à la voûte du crâne : les signes ne se ressemblent nullement. Et si, dans le cours de la maladie, on voyait survenir des paralysies du côté des membres, on pourrait encore localiser la tumeur à la base du crâne, en remarquant que les troubles paralytiques du côté des nerfs crâniens ont précédé l'apparition des troubles du côté des membres.

L'affection étant localisée à la base du crâne, c'est surtout d'avec la syphilis que le diagnostic sera à faire. Les tumeurs syphilitiques donnent les mêmes symptômes, mais la douleur revient surtout par accès nocturnes. De plus, il est souvent facile de la retrouver dans les antécédents. Enfin, on a toujours à sa disposition la pierre de touche de la syphilis : le traitement spécifique.

Les tubercules du cerveau donnent rarement lieu à des troubles paralytiques aussi accentués que ceux qui révèlent des hydatides. De plus, il est extraordinaire de voir des tubercules persister isolés pendant deux ou trois ans, sans qu'il survienne une méningite tuberculeuse. A défaut de celle-ci, on trouvera tout au moins des tubercules dans les poumons.

Le cancer des os du crâne et surtout le sarcome à évolution beaucoup plus courte peuvent facilement donner lieu à une erreur. L'étude des antécédents et surtout la cachexie survenant assez rapidement pourront le faire distinguer.

De toutes les tumeurs que nous venons d'examiner, aucune, pourrions-nous dire, ne présente un signe qui permette de la faire reconnaître, sauf peut-être la syphilis. Le diagnostic restera donc le plus souvent en suspens, au grand détriment du malade.

PRONOSTIC

Le pronostic des tumeurs hydatiques de la base du crâne est d'une façon générale très grave, puisque sur cinq observations, il a amené trois fois la mort, et que, dans un cas, le malade ayant été emporté par une maladie intercurrente, l'évolution ultérieure du kyste était impossible à prévoir.

La gravité du pronostic est entièrement subordonnée à la résistance opposée par les os. Si le kyste arrive à se frayer un passage vers l'extérieur de sorte qu'il puisse soit être attaqué par la chirurgie, soit venir s'ouvrir spontanément au dehors, on peut espérer la guérison.

TRAITEMENT

Un seul traitement rationnel s'applique aux hydatides de la base du crâne comme aux hydatides des autres régions : c'est l'ouverture du kyste. Il ne faut pas espérer arrêter un kyste en voie de développement en administrant au malade des médicaments d'ailleurs sans efficacité.

L'iodure de potassium seul paraît avoir donné de bons résultats à Westphal; non pas que le kyste ait été arrêté dans son développement, mais l'administration de ce médicament fut suivie d'une amélioration notable. Deux mois après le mal reprenait son cours.

Il faut donc ouvrir le kyste et évacuer son contenu surtout la membrane fertile. Toutefois il ne saurait être question d'aller à la recherche du kyste alors qu'il est contenu dans la cavité crânienne. Si le diagnostic était certain, si on était absolument sûr de la présence d'un kyste et que le malade fût en danger de mort, nous croyons qu'il ne faudrait pas hésiter à pratiquer la trépanation qui serait immédiatement suivie d'un premier soulagement, et, probablement dans un temps plus ou moins long, de la guérison définitive. Mais, nous l'avons vu précédemment, il n'est pas de signe certain qui permette d'affirmer la nature de la tumeur à laquelle on a affaire, et, dans ces circonstances, nous croyons qu'il vaut beaucoup mieux s'abstenir de toute intervention.

Tout différents sont les cas où on se trouve en présence d'une tumeur apparente à l'extérieur. Le diagnostic devient beaucoup plus facile, et fût-il incertain que la ponction exploratrice permettrait de lever tous les doutes. La présence des hydatides ayant été constatée, il ne faut pas hésiter et inciser largement le kyste pour permettre au contenu de la poche et à la poche elle même de s'éliminer. Dans le cas que nous avons observé, le même que celui de Westphal, la guérison a été obtenue par ce moyen. Généralement ce n'est que quelque temps après l'ouverture de la poche que la poche elle-même s'élimine complètement. Dans l'observation II ce n'est que trois mois après l'opération que le malade fut complètement guéri. De même notre malade qui, à sa sortie de l'hôpital Cochin, présentait encore un petit trajet fistuleux. Mais ayant eu occasion de le revoir six mois après sa sortie, nous avons pu constater qu'il allait de mieux en mieux. La tumeur ne semblait pas devoir se reproduire. Il faudra donc inciser le kyste toutes les fois qu'on le pourra.

OBSERVATIONS.

Observation I.

(Due à l'obligeance de M. le Dr Bucquoy.)

Le nommé C..., journalier, âgé de 43 ans, entré le 10 mai 1883, salle Saint-Philippe, lit n° 6, service de M. le docteur Bucquoy (Hopital Cochin).

Le malade qui fait le sujet de cette observation a joui d'une bonne santé habituelle jusqu'au moment où ont commencé les accidents qui l'amènent à l'hopital.

Nous ne trouvons rien à noter dans les antécédents de ce malade ni syphilis. ni alcoolisme.

L'aspect extérieur est satisfaisant, Le malade n'est pas amaigri, il n'est pas cachectique.

Les accidents qui motivent l'entrée à l'hopital ont débuté, il y a environ trois ans, par des accès de céphalée intense. Cette céphalée était continuelle laissant peu de répit au malade. Elle occupait toute la tête et ne présentait pas d'augmentation nocturne. Jamais il n'y a eu de vomissements ni de convulsions. Depuis ce temps elle a persisté présentant à certains intervalles des excacerbations fort pénibles. Pendant ces exacerbations, C..., ressentait des élancements occupant surtout le côté gauche de la face.

Depuis deux ans la vue s'est affaiblie et l'audition est devenue un peu obtuse du même côté.

Deux mois et demi avant son entrée à l'hopital le malade a vu se développer à la partie gauche de son cou, une tumeur qui a augmenté insensiblement de volume au point de devenir très apparente.

Quelque temps après l'apparition de cette tumeur (six à sept semaines avant l'entrée à Cochin), le malade dit avoir expectoré ce qu'il appelle « des petites poches comme des grains de raisin ». Il sentait quelque chose venir à la gorge, le gêner. Il toussait et les poches sortait par la bouche et par le nez. Il en aurait ainsi rendu de quarante à cinquante. En une seule matinée il en a expectoré douze.

Ces renseignements firent penser à M. Bucquoy qu'il s'agissait probablement ici de vésicules hydatiques. Et en effet, quinze jours après son admission, le malade nous montrait trois ou quatre vésicules hydatiques, ovoïdes, de la grosseur d'une noisette, qu'il avait expectorées pendant la nuit.

Dès ce moment, le diagnostic fut ainsi formulé :

Tumeur hydatique ayant débuté par les os de la base du crâne et ayant déterminé des phénomènes de compression sur les nerfs crâniens à leur sortie du crâne. Cette tumeur s'était ultérieurement développée dans la direction des parties molles du cou pour venir apparaître à l'extérieur sous le sterno-mastoïdien et s'ouvrir dans l'arrière cavité des fosses nasales.

Voici d'ailleurs ce que présentait alors le malade :

Au premier examen ce qui frappe surtout c'est un prolapsus presque complet de la paupière supérieure du côté gauche. qui cache complètement l'œil. Le prolapsus s'est fait insensiblement.

La vision du côté gauche est très confuse ; le malade distingue les objets mais d'une manière vague. Les deux pupilles sont égales, Il existe en même temps, toujours du côté gauche, une paralysie du droit externe et du droit inférieur.

Les muscles de la face du côté gauche sont rétractés, ce qui fait que les traits sont fortement accentués. D'après ce que raconte le malade, il semble que cette rétraction a suivi une paralysie faciale. Le malade aurait présenté à un moment donné les signes de cette paralysie.

Il existe de la difficulté pour ouvrir la bouche, ce qui est dû à un certain degré de contracture du muscle masséter gauche.

Les téguments de la moitié latérale gauche de la face sont anesthésiés ; les sensibilités à la piqure (douleur), à la température et au contact sont supprimées.

Les muqueuses olfactives et buccales sont également anesthésiées.

Pas de troubles trophiques.

Ces diverses paralysies de la motilité et de la sensibilité sont limitées au côté gauche. Les phénomènes ne dépassent pas la ligne médiane.

Le côté droit de la figure est absolument sain.

Rien du côté des membres.

Il existe du côté gauche du cou, une tumeur du volume de la moitié du poing. Cette tumeur s'est développée insensiblement, et occupe la région sterno-mastoidienne; elle est dure, résistante et manifestement située au-dessous du muscle sterno-mastoidien. Il est évident qu'elle s'est développée dans la profondeur de la région. Elle est peu douloureuse à la pression, et ne l'est pas du tout spontanément.

Les phénomènes paralytiques restant les mêmes, la tumeur pendant les jours qui suivent l'entrée à l'hopital, prend un accroissement considérable. Au bout de quelques jours, son volume dépasse celui du poing. Elle devient simultanément phlegmoneuse. On se décide alors à l'ouvrir, et une incision transversale donne issue à une petite quantité de pus et à un nombre considérable de vésicules hydatiques de la grosseur d'un grain de raisin.

Les vésicules ont une forme ovoïde; elles sont formées d'une membrane transparente, de consistance assez ferme, et renferment un liquide clair. Leur nombre peut être évalué à quarante ou cinquante.

Après l'incision un drain fut introduit dans la plaie et le pansement de Lister fut appliqué.

Les jours suivants, il sortit encore un certain nombre d'hydatides.

Cette issue des vésicules a continué à se faire par intervalles tous les huit jours ; puis tous les quinze jours et, vers le 15 octobre, le malade nous racontait en avoir vu sortir trois par l'incision que le séjour d'un drain avait empêchée de se cicatriser.

L'ouverture de la poche n'a pas empêché le malade de rendre encore quelques vésicules par le nez et la bouche.

Le 19 novembre, les phénomènes paralytiques ont subi des modifications notables.

Les paralysies motrices des muscles de l'œil ont persisté. La céphalée au contraire a disparu complètement. La sensibilité cutanée et muqueuse est en grande partie revenue. L'incision est presque complètement fermée par une cicatrice.

Depuis cette époque nous avons eu l'occasion de revoir plusieurs fois le malade. La dernière fois, en juin dernier, nous avons constaté que la plaie était complètement cicatrisée. Depuis fort longtemps le malade n'avait pas rendu de vésicules. Les paralysies motrices ont persisté, mais la sensibilité, sous ses différentes formes, a complètement reparu du côté gauche de la face.

OBSERVATION II.

(Observations d'échinocoques intra-crâniens avec issue au dehors
et guérison) (Westphal) (1).

Le malade est un jeune homme de 17 ans, sculpteur. Il fut pris subitement d'une céphalalgie qui alla toujours en augmentant d'intensité, et de vomissements. Il fut obligé de s'aliter deux mois. Au bout de ce temps, il lui fut impossible de reprendre son travail parce que, dès qu'il se trouvait à la lumière du jour, il ressentait dans les yeux des douleurs intolérables ; ces derniers organes devinrent aussi le siège de troubles fonctionnels qui, marchant plus vite dans l'œil droit, aboutirent à une cécité absolue de ce coté ; dans l'œil gauche, la moitié interne de la rétine était seule paralysée. Pendant le développement des troubles de vision, la céphalalgie, la photophobie disparurent , mais l'œil droit faisant une saillie de plus en plus considérable, le malade y ressentait par moments une sensation de pression. — Deux mois avant de rentrer à l'hôpital les douleurs de tête reparurent, très intenses, occupant surtout la région occipitale ; elles furent accompagnées de vomissements verdâtres. A la même époque se montra une faiblesse toujours plus grande des membres du côté gauche, mais sans lésion aucune de la sensibilité, et l'on put remarquer que la tempe droite commençait à devenir proéminente. L'ophthalmoscope révéla l'existence d'une névrite atrophique. Au bout d'une semaine de séjour à l'hôpital, sous l'influence de l'iodure de potassium, la céphalalgie et les vo-

(1) Revue des Siences médicales, 1875, t. II, p. 715.

missements disparurent une seconde fois, les troubles de la vision et de la motilité persistant seuls.

Puis on constata l'apparition d'un œdème considérable, qui de la paupière supérieure droite, gagna la paupière inférieure, la joue et la région parotidienne correspondante ; il dura trois jours pendant lesquels le malade avait peine à ouvrir la bouche. La tempe droite continuait à faire une saillie de plus en plus forte ; bientôt on y perçut de la fluctuation par places et l'on fit une ponction avec le trocart explorateur qui ne donna issue qu'à quelques gouttes de sang.

En explorant avec le doigt on reconnut, à la partie externe du frontal droit, à neuf centimètres au-dessus de l'angle palpébral externe, l'existence d'une solution de continuité dans l'os ; quatre jours après, sur la portion temporale du même os, le doigt rencontrait une deuxième lacune osseuse ; quinze jours après réapparition de l'œdème palpébral droit, suivi cette fois de formation d'une tumeur fluctuante. Westphal, rejetant l'idée d'un abcès cérébral et songeant dès lors à la possibilité d'hydatides pratiqua une nouvelle ponction exploratrice dans l'espoir de vérifier son diagnostic ; mais le trocart ne ramena qu'une petite quantité de pus ténu, dans lequel le microscope ne révéla aucun crochet. Le professeur fit dès lors une large incision qui ne donna d'abord issue qu'à un peu de pus, mais dans l'après-midi, ont eut la satisfaction de constater la sortie spontanée de vésicules d'hydatides qui se continua pendant plusieurs jours. Près de la commissure palpébrale externe droite, il se fit une ouverture de la peau qui donna aussi passage à quelques hydatides : enfin on fut également obligé d'inciser une autre tumeur fluctuante qui s'était formée au-dessus et en arrière de la première incision et qui renfermait aussi des vésicules. Un certain nombre d'échinocoques opérèrent leur sortie par la narine gauche. Au bout de quatre mois, le malade avait rendu environ 90 vésicules de tout volume, les plus grosses ayant les dimensions d'un poing d'adulte.

Les troubles de la motilité commencèrent à diminuer dès la première apparition d'œdème, et quand le jeune homme quitta l'hôpital, il n'en restait plus trace. En revanche, l'exophthalmie, les troubles de la vision persistent, le côté droit du crâne reste plus développé, il a 5 centimètres de plus que le gauche, et l'on sent encore à travers la peau les lacunes osseuses.

OBSERVATION III.

Observation sur une atrophie des muscles de la langue, du pharynx et du larynx, consécutive à l'atrophie du nerf glosso-pharyngien, suite d'une compression exercée sur lui par un kyste hydatique (1).

Girard, âgé de 36 ans, tisserand, fut amené à l'Hôtel-Dieu, dans mon service, le 31 décembre 1831. Cet homme se portait bien, lorsqu'à l'âge de 33 ans, il tomba dans l'escalier de la cave, dans laquelle il travaillait ; il tomba à la renverse et la contusion porta sur la partie postérieure du col. Cette chute fut suivie de violentes douleurs dans le col et même à la partie postérieure de la tête ; il garda le lit pendant trois mois, et se soumit à plusieurs applications de sangsues sous l'influence desquelles les douleurs disparurent. Il dit que pendant ces quatre mois, il avait de la difficulté de la parole, mais qu'il n'avait eu aucune gêne dans les mouvements des membres. Les mouvements du cou étaient seuls gênés et dououreux.

Après ces premiers symptômes, il continua son travail pendant une année. Il remarqua qu'il éprouvait chaque jour quelque malaise, que le côté gauche du col était le siège d'une douleur lancinante, obscure, qui revenait par accès ; que cette douleur s'exaspérait par les mouvements de la tête. Presque tous les soirs, il éprouvait de la céphalalgie ; les fonctions digestives s'accomplissaient bien. Cependant, les douleurs qu'il éprouvait au col augmentèrent ; la voix devint rauque et plus faible ; les évacuations alvines devinrent plus difficiles et plus rares ; il maigrissait. Les douleurs du col irradiaient souvent dans les membres, qui s'engourdissaient et devenaient le siège de fréquents fourmillements. Girard entra à l'Hôtel-Dieu, dans le service de Dupuytren. On remarqua alors l'atrophie de la moitié gauche de la langue. Il paraît que des essais furent faits sur la sensibilité de l'un et l'autre côté, et qu'on re-

(1) Observation de Gendrin, insérée dans le Traité d'Abercrombie.

connut que le sens du goût était conservé du côté atrophié. Des dérivatifs furent appliqués à la nuque, et cet homme sortit soulagé au bout de vingt-quatre jours.

Rentré à la fin de décembre, il fut placé dans mon service, où il resta jusqu'au 24 mars 1832. La langue était atrophiée dans sa moitié gauche et réduite à l'épaisseur du repli de la muqueuse. Le col était le siège d'une douleur gravative, continue, qui occupait toutes les parties postérieures et s'étendait à l'occipital ; le malade ne pouvait soulever la tête de dessus l'oreiller qu'avec les deux mains ; du reste, les mouvements étaient libres dans tous les membres ; la sensibilité générale était conservée, la moitié de la langue atrophiée sensible au toucher. Les expériences faites relativement au sens du goût fûrent contradictoires.

La douleur constante de la partie postérieure du col, la raideur de cette partie et l'impossibilité de soulever la tête, jointe à l'atrophie de la langue et à cette circonstance que la maladie s'était manifestée à la suite d'une chute sur la partie postérieure, me conduisirent à penser qu'il existait probablement chez cet homme une carie de l'atlas ou de l'axis. Dans cette vue, j'établis et je maintins une suppuration profonde derrière le col, et je fis construire un appareil pour maintenir la tête et empêcher les mouvements du col. Sorti de l'Hôtel-Dieu le 4 mars 1832, il put se livrer à quelques travaux de son état pendant quelques semaines, mais les accidents reparurent avec une nouvelle intensité, il rentra à l'Hôtel-Dieu le 28 septembre 1832, y resta quelques semaines, en sortit de nouveau et se fit enfin transporter, le 20 décembre 1832, dans mon service à l'hôpital Cochin. Je le trouvai dans l'état suivant :

La face portait l'empreinte de la maigreur excessive du malade, mais les traits n'étaient pas déviés ; la vue, bien que le malade déclarât qu'elle avait diminué, était encore très bonne ; le malade se plaignait d'une douleur gravative continue à la région occipitale ; l'atrophie de la moitié gauche de la langue avait encore, s'il est possible, augmenté ; cet organe, dans sa moitié gauche, ne semblait plus qu'un repli de sa muqueuse, irrégulièrement plissée et tirée comme par des fibres musculaires adjacentes vers l'os hyoïde. La moitié droite de la langue conservait son état normal ; lorsque la langue était tirée hors de la bouche, elle était portée et courbée à gauche.

Le col n'était le siège d'aucune tuméfaction, mais le malade y ressentait une douleur obtuse profonde, s'exaspérant fréquemment, irradiant vers les membres thoraciques, et plus rarement vers le tronc. Cette douleur était continue; elle était calme et sourde lorsque le malade s'abstenait de tout mouvement; elle était aiguë et vive lorsqu'il remuait la tête sur la colonne cervicale; aussi, se tenait-il constamment couché sans mouvement, sur le dos et sur un plan horizontal.

La respiration n'était pas sensiblement gênée; les inspirations étaient larges et régulières; la voix était rauque et presque éteinte, il y avait un peu de toux; l'expansion vésiculaire se percevait à l'auscultation dans les deux poumons.

La sensibilité générale était conservée; les mouvements des membres et du tronc étaient faciles: cependant, la force musculaire était moindre dans toute la moitié gauche du corps et dans les membres gauches. Le malade ne pouvait soutenir sa tête, et, pour se mettre sur son séant, il la soutenait avec ses mains. La constipation était opiniâtre depuis huit jours, l'excrétion urinaire ne se faisait que par regorgement.

L'amaigrissement était considérable; la peau était sèche, sans chaleur anormale; le pouls était dur et très fréquent.

Le malade remarquait qu'il avait perdu la mémoire, il se fatiguait très facilement en répondant aux questions qu'on lui faisait.

Le 21 décembre, on constata, par des expériences, l'état de la sensibilité de la langue et du sens du goût.

La sensibilité du tact de la langue était conservée dans toute son étendue: une piqûre d'aiguille était sentie tout aussi nettement par la moitié atrophiée que par l'autre moitié. Le froid et le chaud produisaient aussi la même sensation sur chacune des moitiés de l'organe. Des substances sapides furent appliquées successivement sur chacune des moitiés de la langue: elles n'occasionnèrent sur la moitié atrophiée qu'une sensation de saveur fort obscure qui ne se manifesta que sept ou huit minutes après leur application, tandis que la sensation produite par l'application de ces corps se fit vivement sentir, au bout d'une minute à une minute et demie, sur la moitié non atrophiée.

On reconnaissait manifestement que, tandis que le respiration intérieure se faisait bien, comme le prouvait l'auscultation, les muscles intercostaux restant inactifs, le thorax était élevé d'une seule pièce par ses muscles élévateurs, et abaissé de même dans l'expiration.

La déglutition était difficile ; le bol alimentaire était arrêté dans le pharynx, souvent même remontait vers les fosses nasales postérieures, où il s'engageait quelquefois ; il tendait à s'engager dans le larynx et déterminait une toux violente.

Le 25. L'aphonie avait augmenté ; le malade se plaignait d'une violente courbature générale ; il éprouvait une vive céphalalgie, les yeux étaient fatigués et appesantis ; la sensibilité et la myotilité continuaient dans les membres où, par instants, le malade ressentait des fourmillements ; les selles et la miction survenaient sans que le malade en eût conscience. Sa mémoire était à ce point affaiblie, qu'il ne se rappelait pas le soir ce qu'il avait fait le matin. Sa langue était pâteuse ; il y avait de la soif ; la déglutition des liquides était toujours difficile et s'accompagnait fréquemment de toux.

Le malade était tombé, dans la soirée, dans un assoupissement profond pendant lequel il ne reconnaissait pas les personnes qui l'entouraient. Cet état, pendant lequel la respiration était haute et ralentie, a cessé le 26, vers une heure du matin.

Le 27. Les lèvres étaient rouges, sèches, gercées ; la langue était rouge à sa pointe ; le ventre rétracté, la pression épigastrique douloureuse.

Le 28, au matin. Toutes les muqueuses buccales, les lèvres, les gencives, étaient chaudes, rouges, gonflées, douloureuses et parsemées d'aphthes nombreux.

Cet état resta stationnaire jusqu'au 10 janvier 1833. Les aphthes de la bouche disparurent, la déglutition devint de jour en jour plus difficile ; l'aphonie était presque complète ; on entendait pour la première fois des râles muqueux abondants dans les deux poumons, et accompagnés d'une expectoration muqueuse difficile ; le pouls devenait très fréquent. Vers le soir, il se manifesta, presque chaque jour, des accès d'assoupissement, comme léthargiques, dans lesquels le malade resta sans connaissance ; le pouls ralenti était à peine perceptible, la respiration très superficielle et rare.

Ces accès durèrent de une à deux heures. La constipation s'était rétablie.

11 janvier au soir. Décubitus sur le dos, râles muqueux dans les grosses bronches, s'entendant à distance, pouls d'une excessive fréquence, petit, dépressible; pas de céphalalgie; pesanteur de tête excessive ; la sensibilité et les mouvements persistaient tant dans les membres supérieurs que dans les inférieurs; l'intelligence était conservée; les battements du cœur étaient sourds, précipités, à peine perceptibles, la respiration était mêlée de râles muqueux à grosses bulles; on percevait dans les deux poumons, le bruit d'expansion vésiculaire. Mort le 12 janvier, à 7 heures du matin.

Ouverture du cadavre faite vingt-six heures après la mort.

Amaigrissement du corps très considérable.

Le crâne fut scié circulairement; il présenta beaucoup d'épaisseur.

Les méninges n'offraient aucune trace de maladie.

Le cerveau était à l'état sain ; sa surface n'était même pas sablée. Les quatre ventricules étaient très dilatés et distendus par une abondante sérosité. incolore, diaphane, sans aucun flocon. La substance du cervelet, celle du bulbe et de la protubérance ne présentaient aucune altération. Les plexus choroïdes n'offraient aucune lésion, pas même de petites vésicules hydatiques.

Sur la partie latérale gauche du cervelet, sur l'origine du bulbe rachidien, se trouvait un kyste hydatique formé d'une poche ouverte, blanchâtre et flottante. Cinq ou six hydatides étaient sorties de ce kyste et se trouvaient libres dans la cavité de l'arachnoïde. Ces hydatides entouraient le bulbe rachidien à sa naissance ; elles étaient du volume de noisettes pour les deux plus grosses, et du volume de gros pois pour les autres; la plus volumineuse de ces hydatides s'engageait dans l'orifice du calamus scriptorius qui se trouvait ainsi oblitéré de dehors en dedans; le kyste ouvert contenait encore cinq ou six hydatides semblables mais plus petites, hors une qui avait le volume d'une châtaigne ; ce kyste ne pénétrait point dans le rachis, bien qu'il occupât le côté gauche de la région basilaire et du trou occipital; il s'étendait latéralement en avant dans l'espace compris entre le bord antérieur et latéral du grand trou occipital et le sommet du rocher. Ce kyste s'étendait hors du crâne par deux ouvertures : d'abord par le trou condylien antérieur et par le trou déchiré postérieur.

La partie sortie par le trou condylien antérieur, se contournait en arrière et venait former une petite tumeur sous-jacente aux muscles postérieurs de la tête et du cou. Cette petite tumeur fluctuante était couverte d'une membrane fibreuse dense ; elle était placée derrière le nerf grand hypoglosse à la sortie du crâne. Ce nerf conservait son état naturel, bien qu'il fût notablement moins volumineux que celui du côté opposé après la réunion de ses filets d'origine, qui se faisait à la sortie du trou condylien.

La portion du kyste sortie par le trou déchiré postérieur gauche faisait saillie derrière l'apophyse mastoïde, sous forme d'une tumeur semi-ellipsoïde d'un pouce et demi dans son grand diamètre transversal. Sa direction était oblique d'arrière en avant et de haut en bas ; elle était recouverte par les insertions du splénius, du sterno-mastoïdien et par tout le ventre postérieur du digastrique dont elle suivait d'ailleurs la direction. Cette tumeur était revêtue d'une membrane blanchâtre dense, fibreuse, qui paraissait être le prolongement du périoste de l'apophyse mastoïde. Elle contenait l'extrémité antérieure du kyste hydatique, laquelle était libre d'adhérences, friable, blanchâtre et contenant plusieurs hydatides libres. Cette tumeur était logée en partie dans l'épaisseur de l'apophyse mastoïde ; elle appuyait sur la rainure digastrique.

L'apophise styloïde était placée en avant de cette tumeur, de sorte que le nerf facial n'était pas gêné dans son trajet.

Dans son trajet dans le trou déchiré postérieur, le kyste fibreux renfermait une grande quantité de débris hydatiques ; il avait repoussé en avant les nerfs qui sortent par cette ouverture. Ces nerfs ne présentaient aucune dépression notable.

Examinés dans tout leur trajet, et comparativement à ceux du côté opposé, les nerfs de cette région et ceux qui sortent par le trou condylien étaient dans l'état suivant :

Le nerf spinal était à l'état normal.

Le tronc du pneumogastrique et ses branches étaient grêles et fines, particulièrement le rameau pharyngien et le rameau laryngé supérieur et ses divisions.

Le glosso-pharyngien était extrêmement grêle et fin ; il était de moitié moins volumineux que celui du côté opposé qui, lui-même, était plus fin que dans l'état ordinaire. Ce nerf glosso-pharyngien semblait réduit à un cordon névrilémateux très ténu.

Le nerf maxillaire inférieur était à l'état normal dans toutes ses divisions.

Le nerf grand hypoglosse avait un volume moindre que celui du coté opposé, mais la différence était peu considérable; ce nerf avait la structure normale.

Les muscles génio-glosse, hyo-glosse, stylo-glosse, stylo-pharyngien, ptérigo-palatin, glosso-staphylin, ainsi que les crico-aryténoïdiens postérieur et latéral, le thyro-aryténoïdien et les constricteurs du pharynx du côté gauche étaient atrophiés. Leur tissu était blanchâtre comme composé de tissu celluleux, jaunâtre, épaissi ; leur volume était à peine le tiers du volume normal. Les artères qui se rendent dans leur épaisseur étaient petites, dures, blanchâtres, comme oblitérées. Le lingual était peu atrophié du côté gauche. La membrane muqueuse linguale et buccale était dans le même état des deux côtés.

Les nerfs pneumogastriques, tant dans leurs branches pulmonaires que dans celles qu'ils fournissent à l'estomac étaient sains ; cependant ils étaient d'un petit volume, de quelque côté qu'ils tirassent leur origine.

La membrane muqueuse bucco-pharyngienne était des deux côtés violâtre et couverte de petits aphthes ulcérés.

L'œsophage était parfaitement sain et vide de tout corps.

Le larynx était sain, sauf que les cavités ventriculaires étaient profondes surtout à gauche. Une substance pultacée homogène, que l'on a reconnu être de la bouillie que le malade avait mangée quelques instants avant d'expirer, tapissait toute l'étendue du larynx, toute celle de la trachée artère, et remplissait les grosses branches. La membrane muqueuse était pâle et exempte d'altérations dans le larynx.

Le cœur était à l'état normal ; son ventricule gauche et l'aorte contenaient une concrétion fibrineuse jaune.

Les poumons contenaient de l'air ; à leur sommet se trouvaient quelques tubercules crus.

Le tube digestif ne présentait aucune altération ; seulement l'estomac et les intestins étaient revenus sur eux-mêmes, au point que leur diamètre était de moitié moindre qu'à l'état normal.

, La vessie contenait une grande quantité d'urine.

Un kyste hydatique du volume d'un œuf de dinde, contenant deux grosses hydatides, existait à la face inférieur du lobe moyen du foie.

Il n'existait aucune trace de lésion dans la moelle épinière, dans ses annexes, ni dans le canal osseux qui la contient.

OBSERVATION IV.

Hydatides dans le corps du sphénoïde. Guesnard (1).

Au n° 30, salle Saint-Paul, était couché le nommé Buixon, âgé de 7 ans, né à Vaugirard.

Le 1er janvier, sans cause connue, sans aucun symptôme précurseur, la paupière supérieure tomba sur le globe oculaire (du côté droit), mais la santé générale est toujours conservée. Le 13 janvier seulement, l'enfant qui, la veille, s'était couché bien portant, est pris de céphalalgie, de frissons, et vomit à six heures et demie du matin après l'ingestion d'un peu d'eau de fleur d'oranger; plus tard encore, un demi-verre de vin sucré rappelle les vomissements. Le même jour, son père l'amène à l'hôpital.

A notre première visite il s'offrit dans l'état suivant: légèrement assoupi; s'éveillant à la moindre contrariété, sa face est un peu colorée, la vue paraît éteinte surtout du côté droit; et le globe oculaire de ce côté est recouvert par la paupière supérieure qui est paralysée; il est en même temps plus saillant que celui du côté opposé. La pupille, très dilatée, est immobile ; l'œil n'est nullement sensible à la lumière ni même au contact d'un agent matériel, une plume par exemple, qui vient irriter la conjonctive. Du côté gauche, l'œil est ouvert ; la pupille, plus dilatée qu'à l'état normal, l'est moins cependant que du côté opposé et se contracte légèrement; mais la sensation lumière n'est pas perçue, tandis que la sensibilité tactile persiste, que les paupières se ferment dès qu'elles sont irritées par un corps étranger. Du reste il n'y a pas de strabisme; les yeux paraissent se mouvoir de chaque côté dans leur orbite. Les autres

(1) Davaine. Des Entozoaires, p. 588.

organes des sens sont parfaitement conservés dans leur intégrité, l'enfant entend parfaitement, a conscience des odeurs et des saveurs, la sensibilité cutanée est partout dans son état normal. Le système locomoteur n'offre aucun phénomène morbide, si ce n'est que le malade s'agite assez souvent, et grince quelquefois des dents. L'intelligence est parfaitement conservée. Les réponses sont justes, mais faites avec impatience. Le malade accuse de la céphalalgie sans préciser de points douloureux. Aucun trouble ne se remarque du côté des organes digestifs : la langue est humide ; le ventre est souple, non douloureux les vomissements n'ont pas reparu ; les évacuations alvines sont normales. La respiration est franche, régulière ; de temps à autre suspirieuse ; le pouls est petit, à peine sensible et offre 114 pulsations par minute ; la chaleur cutanée n'est pas élevée.

Des sinapismes sont appliqués aux jambes du petit malade qui les sent impatiemment, et les 13 et 15 janvier on lui administre trois gouttes d'huile de croton qui déterminent plusieurs selles liquides. Pendant les trois jours, les mêmes symptômes se remarquent. La face se colore de temps à autre ; il y a un peu d'agitation. La commissure des lèvres du côté droit s'élève légèrement : cette élévation coïncide avec une élévation légère de tous les traits du même côté.

Le 16 janvier, le pouls est moins fréquent, plus sensible ; le malade paraît mieux et demande à manger. Il avale avec avidité du sucre et un biscuit qu'on lui donne. La respiration cesse d'être suspirieuse.

Le 18, l'enfant n'attirait plus notre attention que par l'expression de sa physionomie, la vivacité de ses paroles, et la médecine paraissait n'avoir plus rien à faire chez lui, si ce n'est à chercher à guérir son amaurose double et la légère hémiplégie qu'il présentait lorsqu'il fut pris d'une scarlatine. L'éruption s'en fit d'une manière assez bénigne, et se termina bien, au bout de quatre jours, sans aucun accident ; mais le 23 janvier, notre petit malade qui n'avait pas été vacciné, fut pris d'une variole. L'éruption eut une marche irrégulière, et l'enfant succomba le 1er février, après une courte agonie.

Autopsie. Le crâne parut être de conformation normale et n'offrit rien de notable sous le rapport du volume. Après avoir scié la voûte, je voulus la détacher, et fus fort étonné de voir, dans cette opération s'échapper un jet de liquide de son intérieur. Il existait du côté droit un kyste placé entre la dure-mère et les parois latérales du crâne (c'est-à-dire le temporal et le pariétal). Ce kyste, contenu dans une vaste excavation creusée aux dépens de la substance cérébrale s'étendait aussi jusqu'à la base du cerveau, qui se trouvait de cette manière refoulé fortement en haut dans son hémisphère droit: c'est sa déchirure qui avait donné lieu à l'écoulement du liquide précité. Cette tumeur, dont le volume peut être comparé à deux fois celui d'un œuf de poule, occupait toute la fosse cérébrale moyenne, traversait en avant, par une extrémité aplatie, comme étranglée, la fente sphénoïdale, et là se prolongeait d'un travers de doigt dans la cavité orbitaire: en dedans elle soulevait l'extrémité antérieure de la tente du cervelet, pour pénétrer dans un enfoncement creusé au-dessus de la fosse pituitaire, dans le corps même du sphénoïde.

Ce kyste se trouvait accolé à une vésicule de même nature, de la grosseur d'une noix, placée dans le foyer pituitaire, entre la portion osseuse du corps sphénoïdal et la dure-mère qui l'environnait de tous côtés. Du côté gauche, elle avait fortement écarté les sinus caverneux ; du côté droit, les sinus, déjà soulevés par la première tumeur, ne lui offraient plus de limites, et lui permettaient d'être en contact avec celle-ci. Outre ce deuxième kyste, il en existait d'autres du volume d'une lentille placés dans de petites excavations osseuses qu'offrait le corps du sphénoïde; d'autres (vésicules) miliaires existaient plus profondément et furent prises avec des pinces; elles étaient contenues dans les aréoles du tissu osseux: j'en trouvai une vingtaine.

Ces kystes sphénoïdaux sont remplis d'un liquide qui, par l'incision de la poche, s'écoule en jet, comme si la membrane qui le renferme revenait sur elle-même en vertu de son élasticité. Transparent au moment de l'autopsie, ce liquide devint au bout de quelques jours, nébuleux : les nuages sont dus à une séparation d'une partie des membranes.

La poche vésiculaire présente une surface lisse, uniforme, nullement adhérente; la membrane qui la forme, lorsqu'elle est pleine de liquide paraît mince, transparente, mais dès que ce liquide s'écoule, elle revient sur elle-même, et triplant presque d'épaisseur, devient demi-opaque; opaline c'est tout à fait l'apparence de blanc d'œuf coagulé ou encore de fausses membranes récentes. Elle est composée de plusieurs feuillets, dont l'interne plus mince, plus transparent, semble mieux organisé; les autres paraissent être des lames de tissu cellulaire bien moins condensé? La dure-mère, détachée des os par les tumeurs, offre, dans quelques endroits, des plaques opaques, comme osseuses; dans d'autres points elle est amincie légèrement éraillée.

La substance cérébrale n'est ramollie dans aucun point, sa consistance, sa couleur, sont normales; l'hémisphère droit est remarquable par la compression qu'il a éprouvée; fortement excavé à sa base et sur les côtés de son lobe moyen, ses circonvolutions ont en partie disparu et ses anfractuosités sont bien moins étendues. Le plancher du ventricule latéral droit, s'élève un pouce plus haut que celui du côté opposé, et touche au plafond du même ventricule. La couche optique et le corps strié sont légèrement aplatis. Du reste aucun liquide n'existe dans les cavités du cerveau. Les nerfs optiques sont à l'état normal jusqu'à leur chiasma; mais là ils commencent à être soulevés par la tumeur jusqu'à leur entrée dans le trou optique où ils sont, pour ainsi dire, étranglés par la limite supérieure de ce trou. Celui du côté droit offre en outre des points aplatis, d'autres rétrécis, et, à son entrée dans la sclérotique il a moins de volume que celui du côté opposé. D'ailleurs, les nerfs ne paraissent pas autrement altérés dans leur texture.

Les filets nerveux, qui rampent dans la paroi externe du sinus caverneux ont subi tous une distension et une compression remarquables. Mais cet effet est marqué surtout pour la branche ophthalmique de la cinquième paire qui se trouve d'autant plus tiraillée, que la tumeur soulève la dure-mère, à partir même de son point de séparation du ganglion de Gasser, qui se trouve accolé à la base du crâne.

L'altération la plus remarquable est celle des os, assez semblable à celle que leur font éprouver les tumeurs anévrismatiques. Ils sont rugueux, offrent des saillies entrecoupées d'enfoncements. Toute la fosse cérébrale moyenne, le corps du sphénoïde et son apophyse d'Ingrassias, ne sont plus recouverts par la dure-mère, et ont perdu dans certains points leur lame interne; dans d'autres, ils sont réduits à leur lame externe; enfin çà et là le temporal paraît réduit à une sorte de feuillet transparent, crépitant, comme du parchemin. C'est une altération analogue à celle qu'éprouvent les os du crâne lorsqu'ils sont en contact avec un fongus de la dure-mère. Le trou maxillaire supérieur est rugueux et présente trois fois ses dimensions ordinaires.

La voûte orbitaire est beaucoup plus saillante du côté droit que du côté gauche. Les globes oculaires offrent un volume normal. L'œil gauche est dans un médiocre degré de dilatation; sa cornée est transparente; mais celui du côté droit est fortement dilaté, sa cornée est opaque (altération ancienne causée par un accident), comme flétrie, la conjonctive y est fortement injectée.

Le foie sain d'ailleurs présente, dans son centre, une tumeur vésiculaire, semblable à celle que nous avons vue dans la cavité crânienne : elle est du volume d'une noix.

OBSERVATION V.

(Tirée des Bulletins de la Société anatomique, 1846.)

M. Lagout présente le cerveau d'une femme de 45 ans qui a succombé dans un état comateux. L'œil droit était altéré, ramolli; la narine correspondante insensible et pulvérulente; la cavité buccale également insensible du même côté, la langue non déviée. A l'autopsie on trouva une hydatide qui s'était développée le long de la moelle allongée et de la protubérance annulaire du côté droit, et qui se prolongeait dans la dure-mère avec les nerfs de la cinquième paire elle avait détruit le ganglion de Gasser.

CONCLUSIONS

1º Les kystes hydatiques de la base du crâne sont excessivement rares.

2º Ils donnent lieu aux mêmes symptômes que les autres tumeurs de la base du crâne. Mais dans certains cas on voit se produire deux signes de la plus haute importance, à savoir : la production d'une tumeur et l'écoulement des hydatides par les fosses nasales.

3º En l'absence de ces deux derniers signes le diagnostic est extrêmement difficile, sinon impossible.

4º Toutes les fois qu'on verra se produire une tumeur kystique soit dans la région temporale, soit dans la région mastoïdienne il faudra s'assurer de sa nature par une ponction, et, si la présence des crochets est démontrée, inciser largement.

BIBLIOGRAPHIE.

DAVAINE. — Des Entozoaires.

DUPUYTREN. — Leçons de Clinique chirurgicale, t. I, p. 403, et t. III, p. 364, 1832-1833.

CHOISY. — Bulletins de la Société anatomique. Ann., VII, p. 114, et Ann., VIII, p. 6, 1833.

ABERCROMBIE. — Maladies de l'encéphale (trad. p. Gendrin), p. 627, 1835.

GUESNARD. — Journal heb. des Sciences med., t. I, p. 271, 1836.

MOULINIÉ. — Gazette des hôpitaux, t. X, p. 303, 1836.

GREGORY. — The medical Times, et Gaz. médicale de Paris, t. IV, p. 665, 1849.

LAGOUT. — Bullet. de la Soc. anat. Ann., XX, p. 300, 1845, et Ann., XXI p. 13, 1846.

BREMSER. — Notice sur l'Echinococcus hominis (Journ. complem.), 1821, t. XI, p. 282.

REEB. — Recueil de médecine et de pharmacie milit., p. 31, 1871.

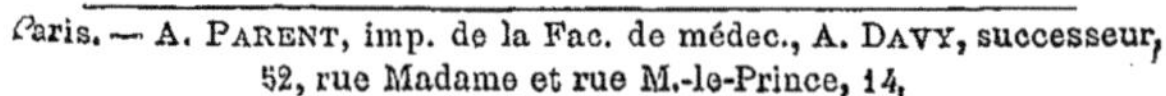
Paris. — A. PARENT, imp. de la Fac. de médec., A. DAVY, successeur,
52, rue Madame et rue M.-le-Prince, 14,